Comment retrouver l'équilibre avec le shiatsu ?

par Vera Smayan

POUR ALLER PLUS LOIN 53

COMMENT RETROUVER L'ÉQUILIBRE AVEC LE SHIATSU ?

- **Problématique ?** De plus en plus populaire en Occident, le shiatsu est une véritable science qui s'appuie sur des principes de médecine millénaires. Comment approcher cet art du massage, à la fois complexe et fascinant, et en comprendre le fonctionnement ? Dans quelle mesure pouvons-nous l'utiliser dans notre vie quotidienne ?
- **Objectif ?** Cet ouvrage vous aidera à comprendre les notions de base du shiatsu et vous permettra de découvrir comment réaliser de simples pressions sur certains points du corps afin de favoriser votre bien-être. Enfin, il vous donnera des conseils pour améliorer votre vie quotidienne.
- **FAQ ?**
    - Le shiatsu est-il un traitement relaxant ou thérapeutique ?
    - Le shiatsu est-il une médecine reconnue officiellement ?
    - Le shiatsu peut-il avoir des effets bénéfiques sur des troubles liés à la sphère psychologique ?
    - Quelle est la différence entre le shiatsu et l'acupuncture ?
    - Comment puis-je trouver un praticien de shiatsu ?
    - Comment devenir praticien de shiatsu ?

Le shiatsu (littéralement « pression des doigts », du japonais *si*, « doigts », « extrémités », et *atsu*, « pression ») est un massage relaxant et thérapeutique d'origine japonaise. Il existe plusieurs théories quant à la naissance de l'art du shiatsu. La thèse la plus répandue affirme qu'il serait né de la fusion du massage traditionnel japonais *anma* – lui-même issu du massage *tui na* chinois, importé au Japon au VIᵉ siècle – et de la chiropractie importée d'Occident.

Au Japon, le shiatsu est reconnu comme médecine officielle depuis les années cinquante. Il n'apparaît en Occident que dans les années soixante/soixante-dix.

À l'instar de l'acupuncture et de la moxibustion (technique de relaxation qui utilise la chaleur pour stimuler les points d'acupuncture), ce massage se base sur les principes de la médecine traditionnelle chinoise. Plus précisément, dans le shiatsu, on utilise différentes techniques de pression, d'étirement, de balancement et de manipulation pour travailler sur les méridiens, canaux à travers lesquels circule l'énergie et qui relient entre eux tous les organes et toutes les fonctions du corps. Les pressions sont exercées principalement avec les doigts, mais aussi avec les coudes, les avant-bras, les pieds ou encore les genoux du praticien.

Le shiatsu permet d'agir sur les systèmes primaires du corps, aussi bien au niveau physique qu'au niveau émotionnel ou psychique. Le but est d'aider le patient à guérir en harmonisant et en renforçant sa force de guérison naturelle. Le traitement, qui se reçoit habillé et allongé sur un matelas ou un futon, peut être bénéfique à tout âge, quel que soit l'état de santé. Le patient ressent alors une sensation de grande légèreté et de calme profond ; le corps et l'esprit sont ressourcés.

Le shiatsu a notamment des effets bienfaisants sur les troubles du sommeil, sur les dysfonctions du système reproductif, sur les problèmes de posture, les migraines, mais il peut également avoir des effets bénéfiques sur les troubles à caractère émotionnel ou psychologique, comme la dépression ou même certaines psychoses.

déjà été découverts et étudiés à cette époque. Par conséquent, on peut supposer que des pratiques manuelles (des massages rudimentaires) aient précédé voire induit le développement de cette philosophie.

COMMENT FONCTIONNE LE SHIATSU ?

LES PRINCIPES DE BASE

Le shiatsu se base sur une vision holistique qui considère le corps et l'esprit comme un tout fonctionnant avec de l'énergie. Cette énergie circule à travers le corps tout au long de canaux bien définis appelés méridiens. Sur ceux-ci se trouvent des points où l'énergie est particulièrement active ; on les appelle *tsubo*, littéralement des « endroits où l'énergie se réunit ».

Un déséquilibre dans les organes ou dans les systèmes corporels peut se détecter dans les méridiens concernés et dans leurs *tsubos*, et se manifester dans les zones du corps qui leur sont associées sous différentes formes (par des symptômes comme la douleur, mais aussi par un changement de couleur de la peau ou de tonalité de la voix par exemple). Ces symptômes représentent des signaux clairs d'un déséquilibre énergétique intérieur, qui peut à la longue devenir chronique et se transformer petit à petit en maladie. Le shiatsu, par le moyen de différentes manipulations, tonifiantes ou sédatives, appliquées aux méridiens, agit pour que l'énergie vitale de la personne soit en mesure de rétablir l'équilibre des organes ou des systèmes en difficulté. Ainsi, de façon tout à fait naturelle, l'organisme se ressource, et l'état de malaise s'améliore et finit par disparaître.

Selon l'approche holistique traditionnelle, le dysfonctionnement du corps et de l'esprit est lié au style de vie de la personne. Cela signifie donc que notre façon de penser et de concevoir la vie, notre alimentation, nos habitudes personnelles et les interactions que nous avons avec notre environnement ont des conséquences sur notre corps.

Ainsi, après avoir donné son traitement, le praticien de shiatsu donne des conseils visant à améliorer l'état de santé du patient et à prévenir une possible rechute, car si le traitement en soi peut rétablir l'équilibre énergétique, celui-ci ne sera maintenu que si la personne change ce qui a causé le malaise. Ses recommandations se basent sur ses connaissances du fonctionnement du corps et sur ce qui peut influencer le bien-être de l'organisme. On y retrouve donc des conseils diététiques, des recommandations plus générales se rapportant à la qualité de vie, ainsi que des exercices appropriés pour renforcer les effets bénéfiques du traitement. Comme dans toutes les méthodes traditionnelles de traitements naturels, la personne est encouragée à découvrir la raison et la signification de ses problèmes. Dans ce sens, un traitement shiatsu peut représenter une formidable occasion pour améliorer sa qualité de vie et de santé.

> « Je souffrais de crises de panique depuis deux ans. Je n'avais plus de vie normale. Un jour, un psychologue m'a proposé de recevoir un traitement de shiatsu par un ami praticien. Le résultat a été inespéré. J'ai dormi pendant 16 heures d'affilée. Quand je me suis réveillée, je me sentais différente. Dans les jours qui ont suivi, j'ai commencé à ressentir une certaine confiance vis-à-vis de mon corps et à avoir moins peur des crises. C'est comme si j'avais changé d'angle de vue sur moi-même. Petit à petit, les crises ont disparu. » (Ann, 36 ans)

Saviez-vous que...

On compare souvent le shiatsu à l'acupuncture, du fait qu'ils se basent sur les mêmes principes, notamment sur le traitement des *tsubos*. Il existe néanmoins une grande différence entre les deux pratiques. Il serait en effet faux de croire qu'un traitement shiatsu se réduise à la seule manipulation de points définis. Dans un massage shiatsu, on considère que les *tsubos* se trouvent dans toutes les parties du corps, étant donné que ceux-ci sont une manifestation intégrale d'énergie. Partant de cette idée, une pression appliquée sur un point aura un effet sur les systèmes énergétiques du corps entier. Ainsi, alors que l'acupuncture se concentre sur des points spécifiques, le shiatsu agit sur tous les points du corps. Si l'on songe à l'essence même de cet art, c'est-à-dire à son application grâce aux mains d'un praticien, ce qui implique des dimensions multiples (le toucher, une communication profonde, etc.), on pourra comprendre quelle magnifique puissance thérapeutique peut être atteinte lors d'un traitement shiatsu.

LE DIAGNOSTIC DANS LE TRAITEMENT SHIATSU

Contrairement à la médecine occidentale où le diagnostic se base sur la prise en considération des symptômes, le shiatsu suit une approche individuelle et holistique s'appuyant sur un système qui combine l'observation, le sentir, l'écoute et le toucher. Celui-ci permet d'établir un constat en prenant en compte la personne dans sa totalité, en y incluant ses expériences passées et ses habitudes liées à son style de vie. L'intérêt de ce type de diagnostic est non seulement d'obtenir des résultats très précis, mais aussi de fournir des informations sur les causes intrinsèques du problème et des instructions sur les mesures à prendre pour éviter l'évolution de cet élal. En suivant de simples conseils, la personne a l'opportunité de changer les aspects de sa vie qui contribuent au développement de la maladie.

Un autre point intéressant du shiatsu est son rôle préventif, c'est-à-dire qu'il permet de diagnostiquer à l'avance des problèmes de santé qui peuvent aboutir à des maladies d'une certaine gravité, comme le cancer ou la démence sénile, et d'en bloquer le développement par des méthodes thérapeutiques simples. Le shiatsu va en effet activer les potentialités de l'organisme à s'autogérer et à s'harmoniser plutôt qu'imposer des remèdes invasifs qui n'ont pour but que de résoudre, parfois superficiellement, un problème qui est déjà bien réel.

Pour poser son diagnostic, le praticien de shiatsu procède en plusieurs étapes :

- **l'observation**, étape durant laquelle le praticien observe les éléments constitutifs de la personne (structure corporelle, poids, taille) et les éléments liés à sa condition (tels que l'état de sa langue et de ses yeux, de son visage, de sa peau, mais aussi son comportement, ses mouvements, son odeur et sa voix) ;
- **l'interrogatoire**, qui fournit des indications sur le mode de vie du patient et sur son alimentation ;
- **la palpation** qui permet de définir l'ampleur et la source exactes du déséquilibre. Ce diagnostic se base sur l'étude du *hara* de la personne, c'est-à-dire la zone qui couvre l'abdomen, appelée aussi « océan de l'énergie » par les Japonais.

PETIT MASSAGE RELAXANT POUR DÉBUTER

Voici un massage à effectuer à toute heure du jour. Assis confortablement ou allongé, massez en sens horaire toute la région de l'abdomen et du bas-ventre. Les mouvements doivent être assez lents, la pression peut être tantôt légère, tantôt plus appuyée. Durant l'exercice, essayez de garder un rythme respiratoire constant et de vous concentrer sur le centre de votre organisme et sur vos sensations. Ce massage relaxe et active tout le *hara*, et la zone de digestion en particulier.

QUELS SONT LES FONDEMENTS DU SHIATSU ?

LES CINQ ÉLÉMENTS ET LA THÉORIE DES CINQ TRANSFORMATIONS

Les notions de Yin et de Yang sont à la base de la philosophie chinoise. Selon la cosmologie chinoise, à l'origine, il y a le Tao, informe, brumeux et sans ordre. Il contient une énergie, le qi, à deux polarités contraires, le Yin (la force de la terre) et le Yang (la force du ciel), qui créent notre réalité. La dualité Yin Yang est aussi la base de la grande théorie chinoise des cinq mouvements (*wuxing*), communément appelée « la théorie des cinq éléments ». Ces derniers sont le Bois, le Feu, la Terre, le Métal et l'Eau, qui correspondent aux cinq états de l'énergie, c'est-à-dire à cinq phases d'un cycle de transformation. Tout l'univers, y compris l'homme, est régi par les mouvements de cette énergie.

Le cycle de transformation

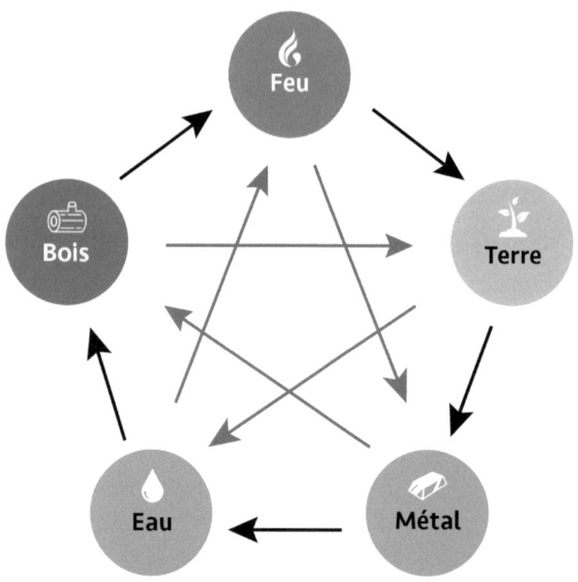

Cycle d'engendrement
Le Bois engendre le Feu ;
le Feu engendre la Terre ;
la Terre engendre le Métal ;
le Métal engendre l'Eau ;
l'Eau engendre le Bois.

Cycle de contrôle
Le Bois contrôle la Terre ;
la Terre contrôle l'Eau ;
l'Eau contrôle le Feu ;
le Feu contrôle le Métal ;
le Métal contrôle le Bois.

Le cycle de transformation est un schéma d'évolution énergétique qui peut se lire de deux façons :

- en tant que cycle Sheng, également appelé « cycle d'engendrement » ;
- ou en tant que cycle Ke, également appelé « cycle de contrôle ».

Grâce à ce schéma et aux deux lois qui le régissent, toute chose dans l'univers se transforme, et tout se maintient dans un équilibre constamment renouvelé.

Cette théorie, apparemment simple, est en fait une formidable clé d'observation de l'univers. Elle permet d'établir des correspondances entre le petit et le grand, les organes, les saisons, les directions, les saveurs, les couleurs, les états d'âme, etc. Tout aspect de la réalité, tout phénomène peut être observé et compris grâce à la théorie des mouvements *wuxing*.

Ainsi, selon la médecine traditionnelle chinoise, les organes sont soumis à cette dynamique de transformation énergétique. La maladie n'est que la manifestation d'un déséquilibre énergétique, causé par un excès ou une insuffisance énergétique d'un élément.

OBSERVEZ-VOUS !

La constitution d'une personne s'établit à partir de la somme de toutes les qualités originelles conservées dans les cellules reproductives de ses parents et de l'influence de la diète, de l'activité et de l'état d'âme de la mère durant les neuf mois de gestation, mais aussi de toutes les influences ancestrales et environnementales dont elle a hérité. Une personne peut donc être de constitution plutôt Yang ou plutôt Yin, selon le degré d'influence du ciel ou de la terre. À chacune de ces deux forces est associé un grand nombre de caractéristiques, et chaque personne possède à la fois des spécificités Yin et Yang ; néanmoins, une force prédominante paraîtra dans sa structure et son expression.
Voici un petit exercice simple qui vous aidera à découvrir quelle est la force prédominante chez vous. Debout devant un miroir, fermez les yeux pendant quelques secondes. Respirez profondément, détendez-vous. Ensuite, ouvrez les yeux et regardez-vous. Votre structure musculaire est plutôt compacte ; vos cheveux sont assez épais et clairs ; vos yeux plutôt petits, ronds ; votre bouche petite ; votre menton plutôt carré ; vous préférez réaliser des activités physiques et êtes une personne plutôt extravertie et dynamique, parfois autoritaire ? Si oui, votre force prédominante est le Yang. Si par contre votre forme est plutôt allongée et que vos muscles sont souples ; votre visage est plus ovale ; vos yeux et votre bouche sont plutôt grands ; vous êtes sensible, assez émotif, votre force prédominante sera le Yin.

LES MÉRIDIENS

Indissociablement lié à la théorie du Yin et du Yang et à celle des cinq éléments, le concept de méridien se trouve, lui aussi, à la base de la médecine chinoise traditionnelle. Toutes les techniques qui s'y rapportent (acupuncture, moxibustion, acupression, anma, tai-chi, qi gong) s'appuient sur lui. La théorie des méridiens est déjà citée dans le *Canon interne de l'empereur jaune*, la bible de la médecine chinoise traditionnelle dont la version la plus récente a été rédigée au Ier siècle av. J.-C. sur base d'autres textes plus anciens.

Les méridiens sont des canaux dans lesquels l'énergie vitale du corps (le qi) circule afin de nourrir tous les tissus et les organes du corps. Les méridiens régissent l'harmonie et l'équilibre de l'organisme, qui se comporte comme une unité fonctionnelle.

Dans le réseau des méridiens, il en existe 12 principaux qui sont directement liés à l'un des cinq éléments et qui possèdent des parcours bien définis. Chaque paire de méridiens (un Yang et un Yin) est aussi associée à une couleur, une saison, une odeur, un climat, un organe, etc. Voici deux tableaux reprenant les principales correspondances pour chaque élément.

Élément	Bois	Feu	Terre	Métal	Eau
Polarité	Petit Yang	Grand Yang	Équilibre Yin-Yang	Petit Yin	Grand Yin
Mouvements énergétiques	Mobilisation, extériorisation	Superficialisation	Répartition	Intériorisation	Concentration
Direction	Est	Sud	Centre	Ouest	Nord
Couleurs	Vert, bleu clair	Rouge, orange	Jaune, beige, ocre	Blanc, argenté	Noir, bleu foncé
Planète	Jupiter	Mars	Saturne	Vénus	Mercure
Évolution	Naissance	Croissance	Maturité	Vieillesse	Mort
Saison	Printemps	Été	Intersaison	Automne	Hiver
Climat	Vent	Chaud	Humide	Sec	Froid
Émotions	Colère	Joie, effroi, plaisir	Inquiétude, réflexion, soucis	Tristesse, chagrin	Peur, angoisse

Élément	Bois	Feu	Terre	Métal	Eau
Goûts	Acide, aigre	Amer	Doux, sucré	Piquant, âcre	Salé
Odeurs	Rance	Brûlé	Parfumé	Acre	Putride, moisi
Organes	Foie	Cœur	Rate, pancréas	Poumon	Rein
Sens	Vue	Goût	Toucher	Odorat	Ouïe
Tissus et autres	Tendons, ongles, teint, membres	Vaisseaux sanguins	Muscles, lèvres, chair, cellules	Peau, poils, dents, seins	Os, moelle, cheveux, sexe, immunitaire
Fluide corporel	Larmes	Transpiration	Salive	Mucus	Urine

Ainsi, l'élément Eau est associé aux méridiens du Rein (méridien Yin) et de la Vessie (méridien Yang), à la couleur noire, à l'hiver, à une odeur putride, au goût salé et au froid.

LE RYTHME CIRCADIEN

Le qi circule dans le corps selon un rythme circadien en passant d'un méridien à l'autre. Un méridien devient alors plus actif que les autres pendant deux heures – c'est ce qu'on appelle la période de plénitude du méridien – ; cela se produit lorsque sa fonction est essentielle pour l'organisme.

Le rythme circadien

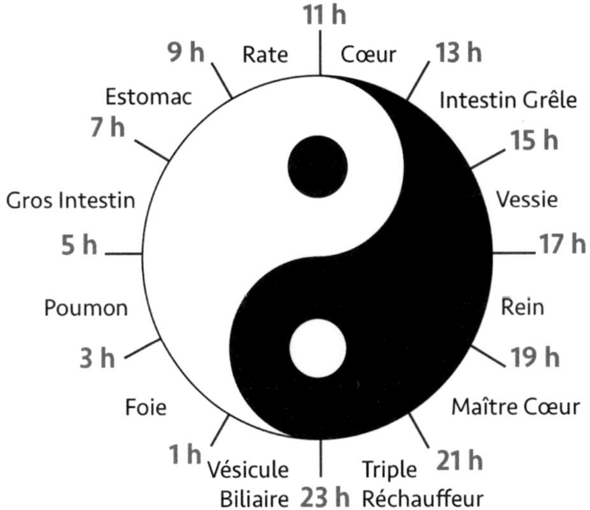

Ainsi, la période de plénitude du méridien du Poumon se situe entre trois et cinq heures du matin, tandis que le méridien de l'Estomac l'atteint entre sept et neuf heures du matin.

La période de plénitude des méridiens donne des indications importantes lors du diagnostic et, par conséquent, pour le traitement.

OBSERVEZ-VOUS !

Prenez un peu de temps pour vous, relaxez-vous et réfléchissez à votre vie quotidienne. Y a-t-il des moments pendant la journée au cours desquels vous vous sentez plus fatigué ou plus agité ? Y a-t-il un phénomène récurrent dans votre vie qui apparaît plus ou moins à la même heure, chaque jour ou presque ? Notez ces détails et comparez-les au tableau du rythme circadien des méridiens. Vous pourrez recevoir des indications précieuses sur la raison du problème. Par exemple, si vous souffrez régulièrement d'insomnies et qu'il vous est impossible de vous endormir entre 1 heure et 3 heures du matin, il est possible que vous souffriez d'un déséquilibre de l'énergie du méridien du Foie.

Réfléchir au rythme circadien des méridiens vous permettra aussi de méditer sur votre style de vie, et de voir comment l'adapter afin de vivre chaque moment en harmonie avec la fonction naturelle qui lui est associée.

ET VOUS, QUEL EST VOTRE ÉTAT ÉNERGÉTIQUE ?

Contrairement à sa constitution, la condition énergétique d'une personne est en constante évolution puisqu'elle est le résultat de sa vie quotidienne. En observant notre aspect et notre comportement, il est possible de comprendre l'état de notre santé pour ensuite tenter d'améliorer notre bien-être en équilibrant notre façon de vivre au quotidien.

Avant d'aller plus loin, faites un petit exercice. Asseyez-vous confortablement, fermez les yeux pendant quelques secondes. Respirez profondément, détendez-vous. Ouvrez ensuite les yeux et réfléchissez à votre condition présente. Quelle est l'émotion qui prédomine dans votre vie en ce moment ? Comment qualifieriez-vous votre odeur ? Quel est le goût qui vous attire le plus ? Ensuite, comparez ces détails au tableau des correspondances des éléments, et trouvez l'élément qui coïncide avec votre condition. Si, par exemple, vous êtes souvent triste, votre odeur est plutôt acre et vous ressentez le besoin de manger des aliments piquants ? L'élément qui vous intéresse est le Métal.

Lisez ensuite dans le chapitre suivant le bref aperçu qui lui est dédié. Vous y trouverez des indications utiles sur votre condition et des points que vous pourriez traiter pour améliorer votre état énergétique.

LE SHIATSU EN PRATIQUE

Maintenant que vous avez identifié le ou les élément(s) qui présente(nt) chez vous un déséquilibre énergétique, vous allez maintenant découvrir plus en profondeur les fondements du shiatsu. Dans ce chapitre, vous trouverez un petit aperçu des cinq éléments, ainsi que des informations générales sur les caractéristiques de l'énergie associée à chacun d'eux, mais aussi sur les méridiens et les symptômes de déséquilibre qui leur sont associés. Vous apprendrez également quelques points de pression.

PETIT COUP DE POUCE !

Pour traiter un *tsubo* (un point qui présente une concentration trop importante d'énergie et qu'il faut donc rééquilibrer), il convient de respecter quelques règles. Lorsque vous aurez localisé le *tsubo*, posez-y votre pouce, puis pressez fermement, mais lentement. Il se peut que cette manipulation provoque de la douleur, surtout si le point est fortement chargé énergétiquement ; le pouce rencontrera alors une certaine résistance. Dans ce cas, attendez quelques secondes, puis pressez encore un peu. Attendez jusqu'à ce que vous ne ressentiez qu'une petite « décharge ». Enlevez ensuite votre pouce lentement.

L'ÉLÉMENT MÉTAL

Description

Le tableau de l'élément Métal 

Direction	Ouest
Couleurs	Blanc, argenté
Saison	Automne
Climat	Sec
Émotions	Tristesse, chagrin
Goût	Piquante
Odeur	Acre
Sens	Odorat

Cet élément correspond à l'automne, à la chute des feuilles qui vont devenir humus pour nourrir la terre et les plantes. Il évoque la pureté et les échanges avec l'extérieur.

Les méridiens associés au Métal sont ceux du Gros Intestin (méridien Yang) et du Poumon (méridien Yin), c'est-à-dire les deux organes qui relient l'interne à l'externe du corps.

Une personne dont l'énergie Métal est bien équilibrée est une personne bien organisée, efficiente, avec une dialectique très développée et qui possède une attitude positive. Tandis qu'un déséquilibre de cette énergie engagera la personne à présenter un comportement rigide, inexpressif, à se renfermer sur elle-même, à parler d'un ton monotone, etc.

L'énergie Métal est associée au système endocrinien, à la mémoire, à tout ce que le corps fait de façon automatique, comme la respiration.

Symptômes

Lorsque l'élément Métal est déséquilibré, plusieurs symptômes peuvent apparaître :

- les joues qui rougissent et se gonflent ou, au contraire, se creusent ;
- les lèvres gonflées ;
- la sensation d'être enrhumé, toux et yeux gonflés ;
- les mains et les pieds froids ;
- une tendance à se positionner en penchant la tête vers l'avant ;
- une sensation de déprime, de fatigue ;
- une tendance à se refermer sur soi-même ;
- la chute des cheveux ;
- la diarrhée ou, au contraire, la constipation ;
- des problèmes de peau (furoncles).

Le méridien du Poumon (P) et ses points importants

Le méridien du Poumon

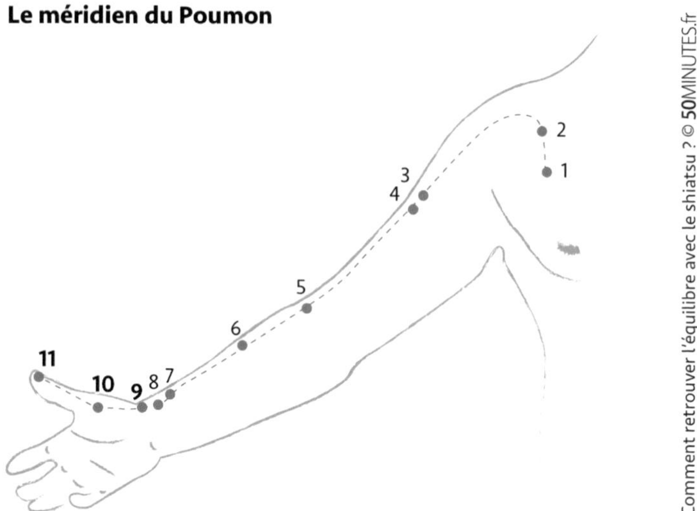

Le méridien du Poumon est constitué d'une série de points, 11 au total.

Le **point P 9** se trouve sur la partie intérieure du poignet, au niveau de la pliure. C'est celui sur lequel on appuie pour prendre le pouls. Il s'agit d'un point important pour traiter les bronchites et pharyngites, pour réduire l'irritabilité et renforcer les poumons.

Le **point P 10** se trouve sur le côté de la paume, au milieu du premier métacarpien, là où la peau change de couleur. La pression de ce point peut avoir des effets positifs en cas de gorge douloureuse, de fièvre, de palpitations ou de souffrance émotionnelle.

Le **point P 11** se situe sur le côté radial du pouce, à la racine de l'ongle. Ce point est indiqué pour le traitement des angines, rhumes, toux et maux de gorge. Il a également un effet positif sur la tuberculose.

Les épaules, qui reflètent la condition des poumons, nous donnent de précieuses indications quant à leur état. Si les épaules sont tombantes et renfermées, la personne présente un déséquilibre Yin des poumons, qui peut entraîner dépression, fatigue, apathie et découragement vis-à-vis de la vie. Si par contre les épaules sont rigides et trop hautes, la personne présentera un déséquilibre Yang des poumons, c'est-à-dire une tendance à la résistance, à la défense.

Le méridien du Gros Intestin (GI)
et ses points importants

Le méridien du Gros Intestin

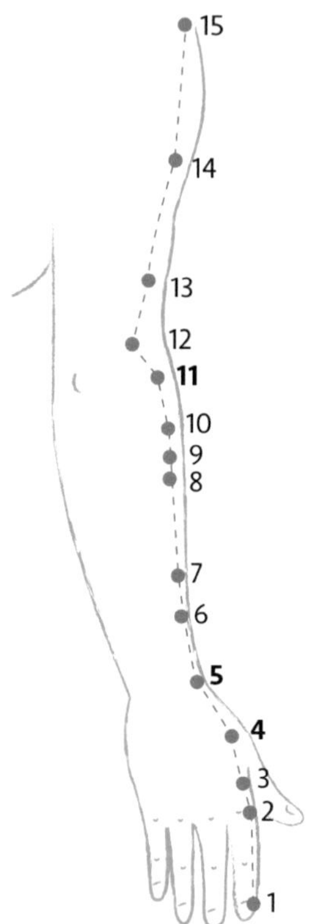

Comment retrouver l'équilibre avec le shiatsu ? © 50MINUTES.fr

Le méridien du Gros Intestin est constitué de 20 points.

Le **point GI 4** se trouve sur la partie dorsale de la main, au centre de l'angle du premier et du deuxième métacarpe. Il s'agit d'un point important pour la remise en circulation de l'énergie stagnante. Il permet de traiter la neurasthénie (fatigue physique et mentale importante), la surdité, le mal de dents, les dermatoses prurigineuses (lésions cutanées qui présentent des démangeaisons), les maux de tête, mais aussi la constipation.

Le **point GI 5** se trouve entre les tendons extenseurs long et court du pouce. Il permet de traiter la toux, la fièvre, les convulsions ainsi que les acouphènes.

Le **point GI 11** se situe sur la proéminence des muscles supinateur et extenseur radial long du carpe, à l'extrémité du pli de flexion du coude. Ce point est extrêmement important, car il permet de traiter toute une série de maladies de peau (rosacée, urticaire, eczéma, psoriasis), mais aussi la schizophrénie, les douleurs dentaires, l'aménorrhée (absence de menstruation), l'asthénie (fatigue générale) avec tendance à somnoler.

L'ÉLÉMENT TERRE

Description

Le tableau de l'élément Terre

Direction	Centre
Couleurs	Jaune, beige, ocre
Saison	Intersaison
Climat	Humide
Émotions	Inquiétude, réflexion, soucis
Goûts	Doux, sucré
Odeur	Parfumé
Sens	Toucher

L'élément Terre ne correspond pas à une saison en particulier, mais aux intersaisons. Il s'agit en effet d'une énergie qui est traditionnellement considérée comme le centre des autres énergies. Il représente le retour au centre (retour sur soi) et la régénération.

L'élément Terre est associé au méridien de la Rate/Pancréas (méridien Yin) et au méridien de l'Estomac (méridien Yang).

L'énergie Terre se traduit par une solidité pragmatique, un bon rapport avec l'alimentation et avec la mère, une bonne tonicité musculaire, une forte capacité intellectuelle (de réflexion, d'analyse, d'étude), ainsi qu'une tendance à l'écoute et à aider les autres. Tandis qu'une personne qui présente un déséquilibre Terre éprouve de l'anxiété, est instable, ne réussit pas à se concentrer sur une tâche et est trop disponible envers les autres (au risque de s'exténuer).

L'élément Terre redistribue l'énergie à chaque changement de saison (Rate/Pancréas), régule le cycle de nutrition du corps, régit la production du sang et le système hormonal féminin, maintient les liquides en circulation et les organes à leur place.

Symptômes

Lorsque l'élément Terre est déséquilibré, plusieurs symptômes peuvent apparaître :

- une voix chantante ;
- des lèvres gercées ;
- les mains et les talons craquelés ;
- la diarrhée ou la constipation ;
- des problèmes de digestion ou d'hyperacidité ;
- le cou et les épaules rigides ;
- un manque de force, une sensation de faiblesse ;
- une impression de froid dans la partie inférieure du corps (ventre et jambes) ;
- des règles douloureuses ;
- des obsessions et une tendance à ruminer les choses négatives qui se produisent dans la vie ;
- une prise ou une perte de poids.

Le méridien de la Rate/Pancréas (RP) et ses points importants

Le méridien de la Rate/Pancréas

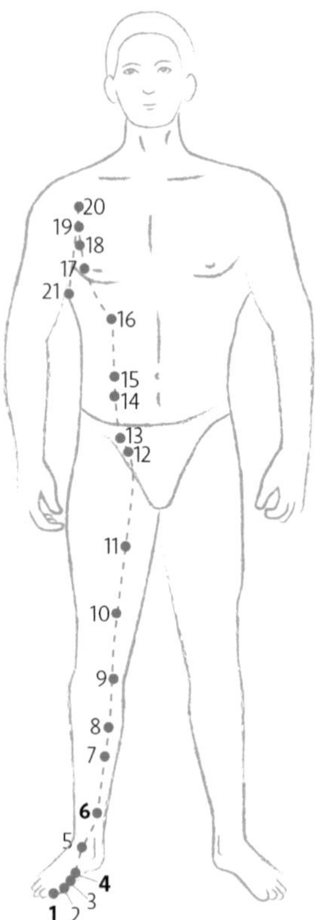

Le méridien de la Rate/Pancréas est constitué de 21 points.

Le **point RP 1** se situe à l'angle interne de l'ongle du gros orteil. Il est lié aux maladies mentales, à la digestion ainsi qu'aux douleurs à l'estomac.

Le **point RP 4** se trouve au milieu de la face interne du premier métatarsien, au niveau du creux. Il équilibre le processus de digestion. Il agit sur les troubles de l'appétit et sur la tension artérielle élevée.

Le **point RP 6** se trouve à quatre pouces au-dessus de la partie la plus saillante de la malléole interne, le long du bord du tibia, entre l'os et le tendon. Il est le point de réunion entre trois méridiens Yin, ce qui en fait un point très important. Il a un effet bénéfique sur les règles douloureuses et sur l'insomnie. Il rééquilibre la production du sang et favorise sa circulation dans les membres inférieurs. Attention à ne pas trop stimuler ce point pendant une grossesse, car il pourrait provoquer une fausse couche.

Le méridien de l'Estomac (E)
et ses points importants

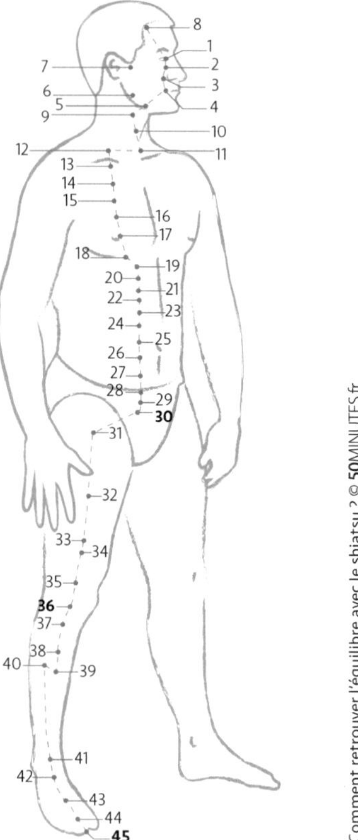

Le méridien de l'Estomac est constitué de 45 points.

Le **point E 30** se situe sur le bas-ventre, à cinq doigts au-dessous du nombril. Il favorise la circulation du sang et a un effet bénéfique sur les troubles digestifs, mais aussi sur les affections gynécologiques.

Le **point E 36** se trouve sur le genou, à trois doigts au-dessous de la dépression formée par la rotule et son ligament. Il participe à la tonification du corps en général et a un effet bénéfique sur les troubles nerveux, sur les nausées et la diminution de l'appétit.

Le **point E 45** se trouve sur le côté externe de la racine de l'ongle du deuxième orteil. Il permet de régulariser l'appétit et traite l'asthénie mentale.

OBSERVEZ-VOUS !

Un déséquilibre de l'énergie Terre se détecte aussi par le fait de constamment chantonner ou fredonner, alors même que vous n'en avez pas spécialement conscience ! Pour rééquilibrer cette énergie, commencez par modérer la consommation d'aliments sucrés, y compris les fruits, en augmentant celle de céréales intégrales.

L'ÉLÉMENT FEU

Description

Le tableau de l'élément Feu

Direction	Sud
Couleurs	Rouge, orange
Saison	Été
Climat	Chaud
Émotions	Joie, effroi, plaisir
Goût	Amer
Odeur	Brûlé
Sens	Goût

L'élément Feu correspond à la chaleur et à l'été. Il représente l'état d'énergie la plus dynamique, une énergie rapide qui se propage partout dans le corps et qui peut illuminer et réchauffer, mais aussi exciter et surchauffer. Elle est en relation avec les émotions, avec la capacité d'entrer en harmonie avec les autres.

Les méridiens du Cœur (méridien Yin) et de l'Intestin Grêle (méridien Yang) lui sont associés, mais aussi celui du Maître Cœur (méridien Yin) et du Triple Réchauffeur (méridien Yang). Ces deux derniers ne sont pas directement associés à un organe ou à un viscère spécifique, mais à une fonction. Ils ont tous les deux une activité plus étendue. Le Maître Cœur et le Triple Réchauffeur contrôlent et équilibrent toutes les relations du Cœur et de l'Intestin Grêle avec les autres organes. Le rôle du Maître Cœur est de transmettre à l'ensemble du corps les ordres du Cœur ; il est le « ministre » chargé de relier et d'harmoniser tout se qui se passe à l'intérieur du corps en relation avec le Cœur. Le rôle du Triple Réchauffeur est, quant à lui, de contrôler la bonne communication entre les différents viscères du corps, et d'équilibrer ainsi le système de la respiration, de la digestion et de l'élimination.

Une énergie Feu harmonieuse se traduit par un contact facile avec les autres, la joie de vivre, une bonne capacité d'adaptation, un état d'équilibre mental et émotionnel, une grande spiritualité, de l'assurance et du charisme. Tandis qu'un déséquilibre Feu se manifeste par un état d'hyperexcitabilité, de brusques changements d'intérêt, des pensées confuses, de l'instabilité, de la possessivité et de l'avarice.

L'élément Feu relie la partie spirituelle à la partie matérielle de la personne et contrôle les émotions, la circulation du sang dans les vaisseaux et l'équilibre psychique.

Symptômes

Lorsque l'élément Feu est déséquilibré, plusieurs symptômes peuvent apparaître :

- la pointe du nez rouge ou gonflée ;
- la peau rouge au niveau des pommettes ou, au contraire, très blanche ;
- des problèmes de circulation ;
- des yeux brillants ;
- des troubles de la parole (blocages, aphasie) ;
- une transpiration abondante ou des bouffées de chaleur ;
- des problèmes aux oreilles ;
- la sensation d'avoir un poids au niveau du plexus solaire ;
- un comportement violent ;
- des troubles schizophréniques.

Le méridien de l'Intestin Grêle (IG) et ses points importants

Le méridien de l'Intestin Grêle

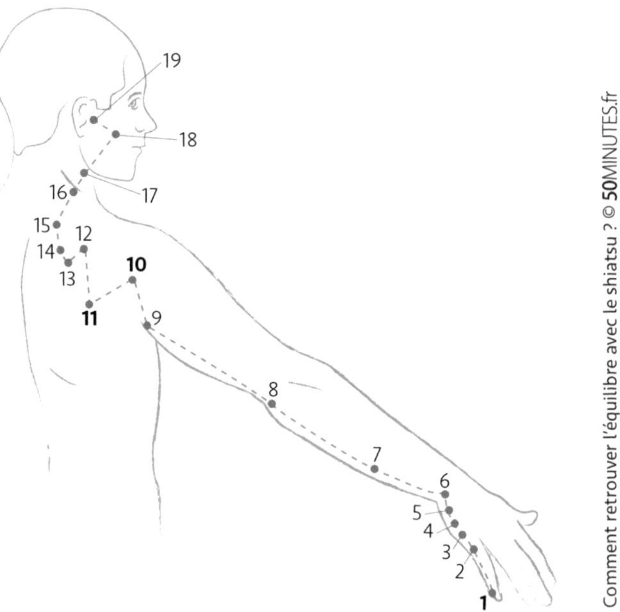

Le méridien de l'Intestin Grêle contient 19 points.

Le **point IG 1** se situe sur la racine de l'ongle interne du petit doigt. Il peut avoir des effets bénéfiques sur les problèmes d'évanouissement, les crampes intercostales, les maux de tête et de gorge.

Le **point IG 10** se trouve dans le pli de l'aisselle, au niveau du creux qui se forme lorsque le bras se soulève. Il peut avoir des effets bénéfiques sur les douleurs de l'épaule et du coude ainsi que sur la raideur de l'épaule et du cou.

Le **point IG 11** se situe au centre de la fosse sous-épineuse. Il peut soulager les douleurs de l'épaule et à la poitrine ainsi que les névralgies.

Le méridien du Cœur (C) et ses points importants

Le méridien du Cœur

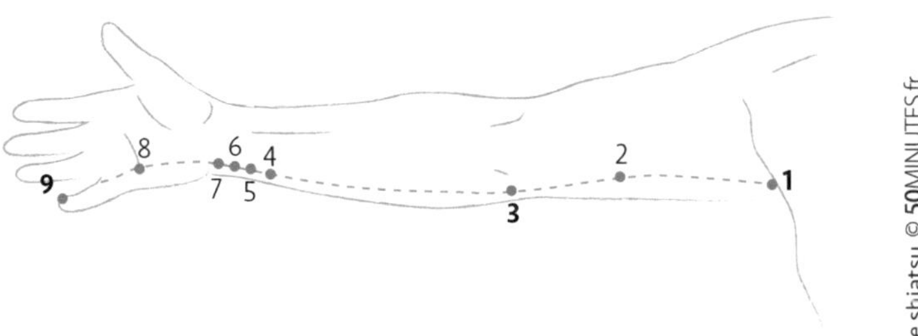

Le méridien du Cœur est constitué de 9 points.

Le **point C 1** se trouve sous l'aisselle, dans le creux. Il peut soulager les insomnies, les problèmes de transpiration nocturne et avoir un effet bénéfique sur certaines faiblesses vocales.

Le **point C 3** se situe à l'extrémité ulnaire (de l'os cubital) du pli de flexion du coude et l'épitrochlée (saillie osseuse située sur l'extrémité inférieure de l'humérus). Il peut s'avérer efficace dans le traitement du stress et des états d'hyperexcitation, mais aussi pour atténuer les palpitations.

Le **point C 9** se situe sur le bord externe de la racine de l'ongle de l'auriculaire. Il s'agit d'un point de tonification du cœur.

Le méridien du Maître Cœur (MC) et ses points importants

Le méridien du Maître Cœur

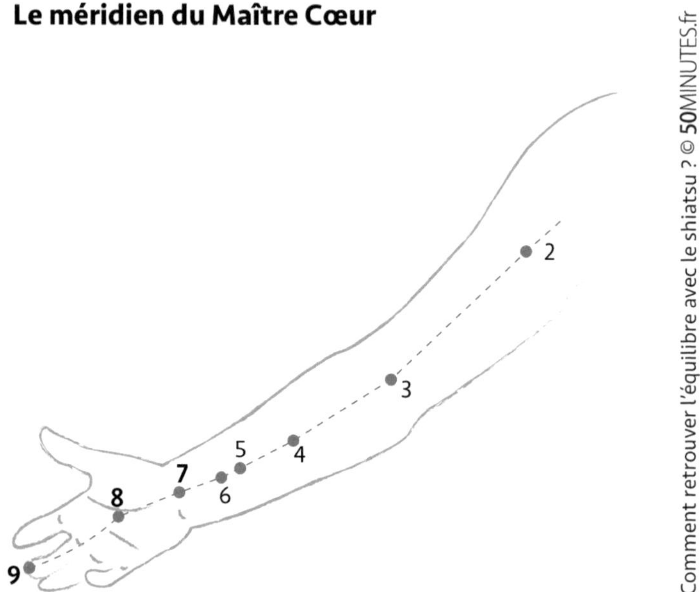

Comment retrouver l'équilibre avec le shiatsu ? © 50MINUTES.fr

Le méridien du Maître Cœur est constitué de 9 points.

Le **point MC 7** se trouve au milieu du poignet, entre les deux tendons du carpe. Il s'avère utile en cas de vomissements. Il constitue en outre un point de réanimation très important.

Le **point MC 8** se trouve au milieu de la paume, là où tombe le médius fléchi. Il est utilisé dans le traitement de l'agitation, des palpitations et de la tachycardie.

Le **point MC 9** est situé à l'extrémité du médius, près de l'ongle. Il s'agit d'un point de tonification très important. Il entre dans le traitement de la fatigue et des insomnies.

Le méridien du Triple Réchauffeur (TR) et ses points importants

Le méridien du Triple Réchauffeur

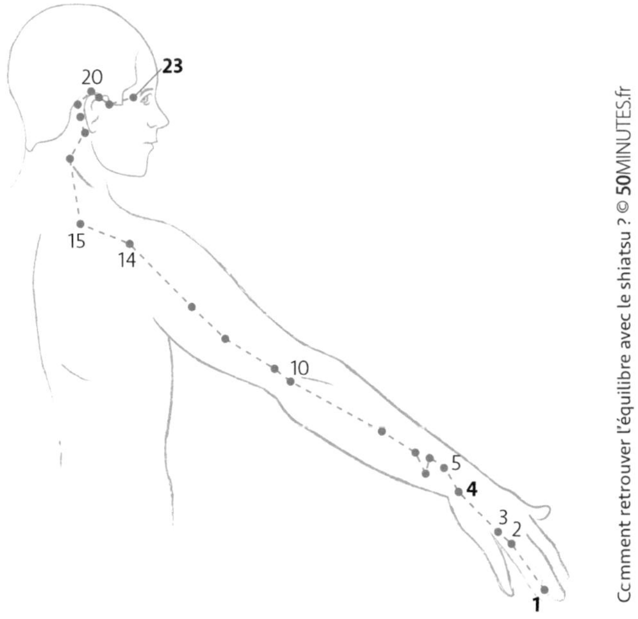

Le méridien du Triple Réchauffeur est constitué de 23 points.

Le **point TR 1** se trouve à l'angle interne de l'ongle de l'annulaire. Il est utile en cas de fièvre, de rhume chronique, d'urticaire et d'eczéma.

Le **point TR 4** se situe sur la partie dorsale du poignet, dans le creux du côté ulnaire. Il entre dans le traitement de la dyspepsie, de l'aérophagie et des bourdonnements, et a des effets bénéfiques sur la raideur de la nuque.

Le **point TR 23** se trouve à l'extrémité du sourcil. Il a des effets positifs sur les affections des yeux, sur les migraines et les névralgies faciales.

L'ÉLÉMENT EAU

Description

Le tableau de l'élément Eau 💧

Direction	Nord
Couleurs	Noir, bleu foncé
Saison	Hiver
Climat	Froid
Émotions	Peur, angoisse
Goût	Salé
Odeurs	Putride, moisi
Sens	Ouïe

L'élément Eau correspond à l'hiver, et représente l'état de transition de repos profond avant le début d'un cycle nouveau. C'est donc l'élément qui est associé à la restauration, à la régénération, à la réflexion. Il s'agit d'un type d'énergie fluctuante qui possède un double aspect : tranquille, claire, limpide, tout en étant très profonde, puissante, voire menaçante.

Cette énergie, liée aux méridiens de la Vessie (méridien Yang) et des Reins (méridien Yin) a une fonction de dissolution, tout comme son élément. Elle correspond à l'énergie de base (qui se trouve dans les reins), et participe donc à la constitution de la personne. Elle gouverne les os, les articulations, la moelle épinière, le cerveau, les cheveux, les reins, les liquides du corps (l'urine), les organes reproducteurs, les glandes surrénales.

La personne qui présente une énergie Eau bien équilibrée est courageuse, possède un bel esprit d'initiative, s'adapte facilement, supporte le stress. Elle peut compter sur une bonne communication avec les autres, notamment avec sa famille. Elle est sensible, réalise ses ambitions, a le sens de la modération, est de constitution solide et a une bonne santé. Par contre, si l'énergie Eau est déséquilibrée, la personne sera timide, peureuse, introvertie, pas sûre d'elle et souvent trop condescendante.

Symptômes

Lorsque l'élément Eau est déséquilibré, plusieurs symptômes peuvent apparaître :

- des cheveux fragiles, cassants ;
- une fatigue extrême ;
- des bouffées de chaleur ;
- les jambes gonflées ;
- des frissons ;
- une impression de confusion mentale ;
- des migraines ;
- une tension généralisée ;
- un dysfonctionnement de l'utérus.

Observez-vous !

Un déséquilibre de l'élément Eau se manifeste dans la zone se situant sous les yeux, notamment par des cernes de couleur sombre (noire ou bleue), qui dénotent un état d'épuisement. Si en plus vos cernes sont gonflés, vos reins sont enflammés ou votre consommation d'eau est trop élevée. Si des rides apparaissent sur vos cernes, vos reins sont contractés, signe que vous devrez réduire votre consommation de sel.

Le méridien du Rein (R) et ses points importants

Le méridien du Rein

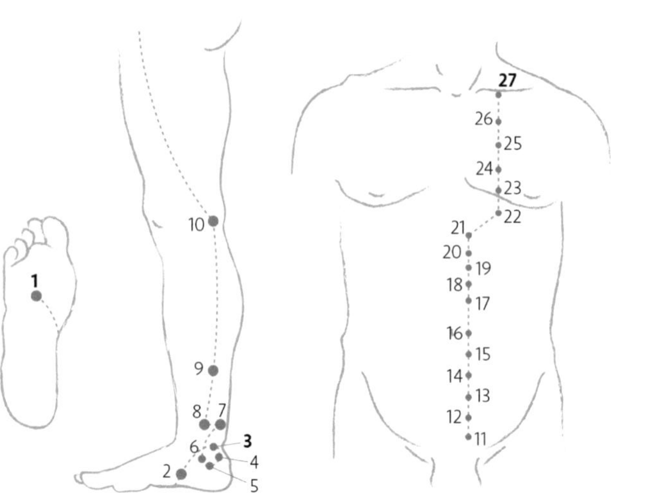

Comment retrouver l'équilibre avec le shiatsu ? © 50MINUTES.fr

Le méridien du Rein comprend 27 points.

Le **point R 1** se trouve sous la plante du pied, dans le creux entre le 2ᵉ et le 3ᵉ métatarse. Il s'agit d'un point important lorsqu'il s'agit de réanimer quelqu'un. Il intervient également dans le traitement des maladies rénales et a un effet bénéfique pour calmer l'agitation et les esprits préoccupés.

Le **point R 3** se trouve dans le creux derrière la malléole interne (face interne de la cheville), là où elle est la plus proéminente, devant le talon d'Achille. Il s'agit d'un point important de tonification de l'énergie. Il est également sollicité dans les traitements des affections rénales ou encore des rhumatismes. Enfin, il peut soulager les douleurs de dos.

Le **point R 27** se situe à l'angle entre la clavicule, le sternum et la première côte. Il permet de disperser l'excès d'énergie à travers le corps.

Le méridien de la Vessie (V) et ses points importants

Le méridien de la Vessie

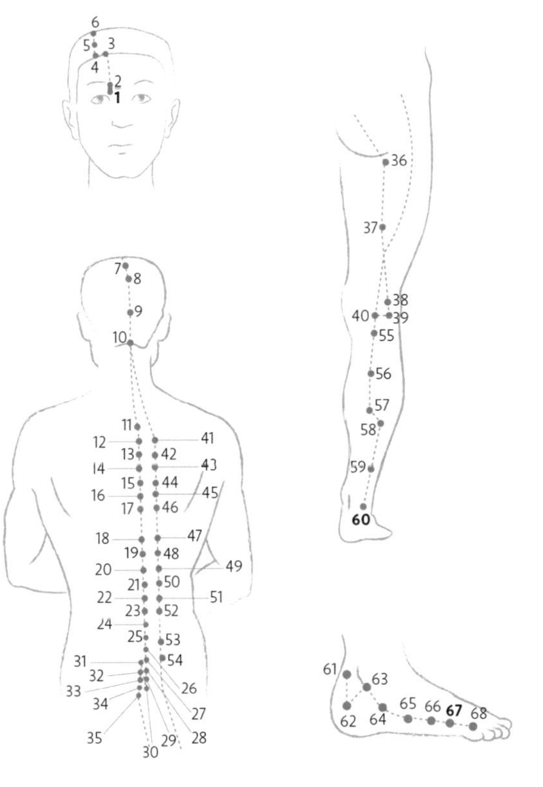

Le méridien de la Vessie est composé de 68 points.

Le **point V 1** se situe au-dessus de l'angle interne de l'œil. Il est utilisé pour traiter les sinusites, la fatigue cérébrale, les affections des yeux ainsi que les problèmes de vision.

Le **point V 60** se situe derrière la malléole interne, entre celle-ci et le tendon d'Achille. Il permet de lutter contre les diarrhées, les douleurs menstruelles ainsi que les cystites. Il a également un effet bénéfique dans le traitement des douleurs du cou et de la tête.

Le **point V 67** se trouve à l'angle de l'ongle externe du quatrième orteil. Il permet de régulariser l'énergie dans le bas du corps, soigne les migraines et contribue à la relaxation générale. Il faut toutefois faire attention à ne pas trop le stimuler en cas de grossesse, car il peut provoquer des fausses couches.

L'ÉLÉMENT BOIS

Description

Le tableau de l'élément Bois

Direction	Est
Couleurs	Vert, bleu clair
Saison	Printemps
Climat	Vent
Émotion	Colère
Goûts	Acide, aigre
Odeur	Rance
Sens	Vue

L'élément Bois représente les plantes, le printemps, la naissance, le commencement et la croissance. Il s'agit donc d'une énergie créatrice, qui porte en elle le concept de changement continu, et qui présente une grande capacité de flexibilité et d'adaptation.

Cet élément est associé aux méridiens du Foie (méridien Yin) et de la Vésicule Biliaire (méridien Yang).

Une personne qui présente une énergie Bois bien équilibrée est créative, vive, flexible, tolérante. Elle a la capacité de planifier et de prendre des décisions. Elle est en outre très attachée au respect de la morale. Un déséquilibre de cet élément peut entraîner de l'irritabilité, des accès de colère, des réponses ou émotions parfois excessives, un tempérament très autoritaire, une sensation d'instabilité, de confusion mentale et émotionnelle.

Symptômes

Lorsque l'élément Bois est déséquilibré, plusieurs symptômes peuvent apparaître :

- une sensation de paralysie (blocage) ;
- une rigidité musculaire ;
- des problèmes de coordination ;
- un sentiment de colère, un comportement dépressif ;
- une vision déformée de la réalité ;
- des problèmes aux articulations, de l'arthrite ;
- des ongles fragiles ;
- des migraines ;
- des hémorroïdes ou des douleurs à la prostate ;
- de l'urticaire.

Le méridien de la Vésicule Biliaire (VB) et ses points importants

Le méridien de la Vésicule Biliaire

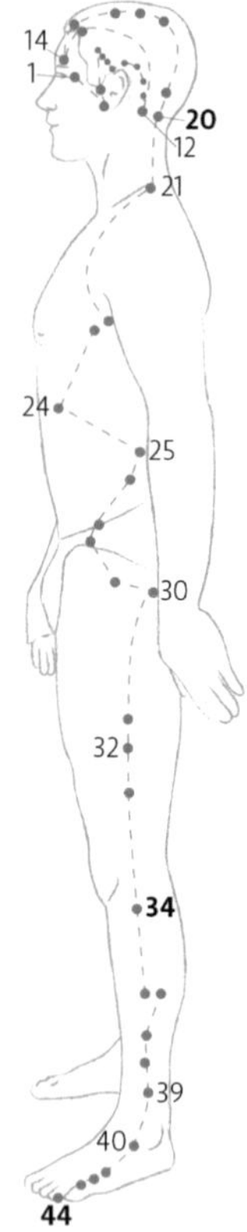

Le méridien de la Vésicule Biliaire est composé de 44 points.

Le **point VB 20** se situe dans la dépression des muscles trapèze et sterno-cléido-mastoïdien. Il s'agit d'un point tonifiant qui est sollicité pour traiter les problèmes de vue et de l'ouïe. Il entre également dans le traitement des vertiges et de l'hypertension.

Le **point VB 34** se situe dans le creux au-dessous et devant la tête du fémur. Il est efficace dans le traitement des problèmes musculaires, mais aussi des entorses. Il peut également soigner les constipations. Il est recommandé de traiter ce point à chaque changement de saison.

Le **point VB 44** se trouve à l'angle de l'ongle externe du quatrième orteil. Il contribue à traiter l'asthme, l'agitation ainsi que les dysfonctionnements de l'utérus.

Le méridien du Foie (F) et ses points importants

Le méridien du Foie

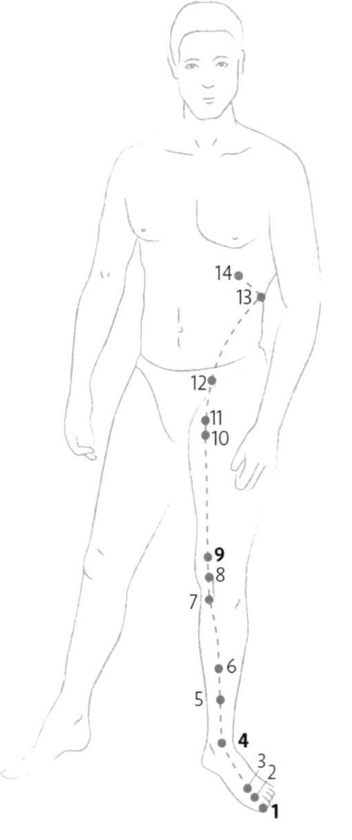

Le méridien du Foie est composé de 14 points.

Le **point F 1** se trouve au niveau de la moitié du rebord de l'ongle du gros orteil. Il permet de régulariser l'énergie du méridien, mais aussi les cycles menstruels. Enfin, il s'avère efficace dans le traitement des migraines, des vomissements et des spasmes.

Le **point F 4** se situe sur la base du pied, entre les tendons. Il s'agit d'un point tonifiant. Il permet de résoudre les problèmes oculaires ainsi que les problèmes urogénitaux. Enfin, il apaise les douleurs musculaires.

Le **point F 9** se trouve sur la partie interne de la cuisse, à environ cinq pouces au-dessus du pli du genou, dans le creux, entre les muscles. Il s'agit d'un point très important dans le traitement des dysfonctionnements de l'utérus. Il permet d'apaiser les douleurs menstruelles et de régulariser le cycle. Il entre également en jeu dans le traitement de l'impuissance.

SHIATSU ET BIEN-ÊTRE : DES CONSEILS POUR MIEUX VIVRE

LA BASE, C'EST LA RELAXATION

La capacité qu'a notre organisme de se rééquilibrer est en rapport avec notre capacité à nous relaxer. Pourquoi ?

Le système nerveux comprend deux parties, le système nerveux volontaire et le système nerveux autonome. Ce dernier est composé de deux branches : le système parasympathique et le système orthosympathique, qui coopèrent pour nous maintenir en équilibre avec l'environnement. Le système orthosympathique agit comme système de protection : il évalue et contrôle les stimuli externes jusqu'à ce que le parasympathique s'adapte à eux. Une hyperstimulation prolongée de ces défenses peut provoquer des maladies.

Dans notre environnement moderne, il y existe une multitude de stimuli qui créent une charge excessive et chronique au niveau du système orthosympathique, en affaiblissant par conséquent le système parasympathique. Le trafic, les lumières, la vibration des mobiles, les appareils électriques, les ondes WiFi, etc., suscitent une stimulation excessive et chronique des glandes surrénales (glandes responsables de la gestion du stress) en accélérant le rythme cardiaque et les désordres digestifs. L'orthosympathique devient hyperactif et crée des conditions de stress et de dépression, tandis que le parasympathique s'affaiblit de plus en plus.

La pratique du shiatsu peut régulariser la situation puisqu'elle provoque une stimulation profonde du système parasympathique et rééquilibre ainsi le système orthosympathique. Ces changements affectent tous les niveaux de l'être, du corporel au spirituel.

Dans la période suivant le traitement shiatsu, la personne commence tout naturellement à rechercher de nouvelles voies pour améliorer son bien-être, et prêtera attention à la diète, à avoir une activité physique et s'ouvrira à d'autres thérapies.

DES CLÉS POUR SE SENTIR MIEUX

La respiration

Toutes les pratiques de relaxation et de méditation comprennent des techniques de respiration. Les effets d'une respiration profonde stimulent l'oxygénation et donc le système nerveux parasympathique, et gouvernent l'orthosympathique.

Comment ? Une respiration stable et régulière facilite l'absorption de l'oxygène, permet de se décharger du gaz carbonique, et influence directement le système nerveux, alors qu'une respiration irrégulière et faible crée une accumulation de gaz carbonique dans le corps, et, par conséquent, augmente l'acidité du sang, ce qui crée à son tour un état de stress. Il est donc primordial de bien respirer.

PETIT EXERCICE RELAXANT

Assis par terre, fermez les yeux et détendez-vous. Inspirez profondément et lentement par le nez, en remplissant d'air les poumons puis l'estomac, en concentrant votre attention sur la zone autour du nombril. Il faut que votre ventre se gonfle. Retenez votre respiration, comptez jusqu'à 5, puis expirez par le nez lentement, toujours en comptant jusqu'à 5, en vidant les poumons et en comprimant l'estomac pour que tout l'air sorte. Répétez au moins trois fois l'exercice. Vous vous sentirez plus calme et votre corps sera réoxygéné. Vous pouvez refaire l'exercice à tout moment de la journée.

La diète

La diète est la clé principale pour le maintien de l'équilibre du corps et de l'esprit. Aujourd'hui, notre alimentation se base souvent sur des produits animaliers lourds et est riche en graisses saturées et raffinées, ce qui a un impact négatif sur notre santé. Une diète macrobiotique est le premier pas vers un vrai changement existentiel.

LA DIÈTE MACROBIOTIQUE

La diète macrobiotique (du grec *makros*, « long », et *bios*, « vie ») n'est pas seulement un ensemble de règles alimentaires à suivre, mais une philosophie de vie qui se base sur la théorie orientale du Yin et du Yang. Le but de la diète macrobiotique est d'atteindre l'équilibre entre ces deux forces. Comment ? En mangeant des aliments Yin (les germes de céréales, les petits pois, les courgettes, par exemple) associés à des aliments Yang (les carottes, le fromage de chèvre, les pommes, par exemple).

Les aliments raffinés créent de l'acidité dans le corps, tandis que les aliments complets sont en harmonie avec notre système de digestion. Les céréales, les légumes, et en particulier ceux à base de soja fermenté, garantissent au corps un apport de protéines facilement convertibles pour la reconstitution de nos cellules et de nos tissus. Au contraire de la viande, ils ne laissent pas de résidus toxiques dans l'organisme.

Il faut donc privilégier la consommation de produits non raffinés, de préférence bio, modérer la consommation de viande, et introduire dans l'alimentation les algues, dont la valeur nutritive extraordinaire en minéraux est un véritable cadeau pour notre organisme.

Les exercices énergétiques Makko Ho

Il existe de nombreuses disciplines visant à rééquilibrer l'état énergétique de la personne. Les plus connues sont bien sûr le tai-chi, le qi gong et le yoga. Mais les exercices les plus en affinité avec la pratique du shiatsu sont sans doute les six exercices de base Makko Ho. Il s'agit d'une série d'exercices spécifiques visant à tonifier les 12 méridiens principaux et à en améliorer la circulation. Les postures ne sont pas difficiles et sont à la portée de tous.

Les six exercices Makko Ho

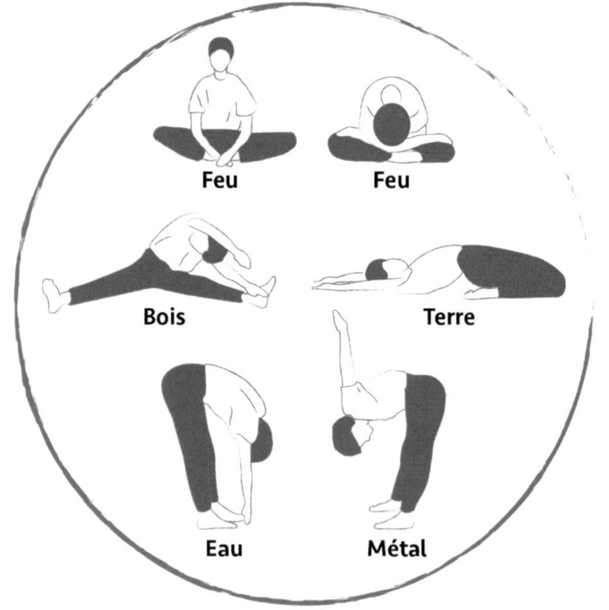

La pratique de ces exercices ne requiert que peu de temps au quotidien, mais permet de réharmoniser le système énergétique de façon naturelle, de se ressourcer et de vivre mieux.

Le do-in

Technique d'automassage qui reprend les principes de la médecine traditionnelle chinoise, le do-in peut se pratiquer seul ou en groupe, à n'importe quel moment de la journée, et peut s'apprendre facilement en s'appuyant sur des manuels ou des vidéos disponibles sur Internet. Ces massages permettent de tonifier et de rééquilibrer l'énergie des 12 méridiens grâce à des tapotements, des digitopressions sur des *tsubos* et des frottements.

Petit massage do-in des mains

Ce massage do-in est à effectuer à tout moment de la journée, même au bureau. Commencez par frotter vos mains des deux côtés, comme si vous étiez en train de les nettoyer. Ensuite, effectuez des mouvements cycliques avec les poignets. Prenez ensuite chaque doigt avec l'autre main. Frottez-le de la base à l'ongle, puis appuyez sur les deux extrémités à la base de l'ongle, en tirant légèrement vers l'extérieur. Frottez ensuite la paume de la main du centre vers l'extérieur, puis appuyez sur le point qui se trouve au centre de la paume, là où tombent les doigts lorsqu'ils sont repliés, ensuite sur le point qui se situe au creux entre le premier et le deuxième métacarpe. Terminez en secouant les mains, doigts vers le sol.

FAQ

LE SHIATSU EST-IL UN TRAITEMENT RELAXANT OU THÉRAPEUTIQUE ?

Le shiatsu est une technique de massage relaxant et thérapeutique. Les deux aspects vont de pair, car notre fonctionnement physique et la capacité que nous avons de nous rééquilibrer sont liés à notre aptitude à nous relaxer.

Le shiatsu provoque une stimulation profonde du système parasympathique, qui est d'ordinaire affaibli, et crée un équilibre dans le système orthosympathique, qui est quant à lui souvent trop stimulé. Ainsi, les causes de stress sont diminuées. Ce faisant, on réduit également le processus de développement des maladies.

LE SHIATSU EST-IL UNE MÉDECINE RECONNUE OFFICIELLEMENT ?

Au Japon, le shiatsu est reconnu officiellement en tant que traitement médical depuis 1955. En Occident en revanche, il n'a été légalement reconnu, par un certain nombre d'États et d'organismes de la santé, que tardivement. Le Parlement européen l'a lui-même accepté en 1997 comme médecine non conventionnelle (29/5/1997, Résolution sur le statut des médecines non conventionnelles). En Europe, le shiatsu bénéficie d'une structure organisationnelle commune, la Fédération européenne de shiatsu (ESF), qui certifie les formations données par les différentes écoles, et qui fournit une liste de praticiens agréés.

LE SHIATSU PEUT-IL AVOIR DES EFFETS BÉNÉFIQUES SUR DES TROUBLES LIÉS À LA SPHÈRE PSYCHOLOGIQUE ?

Le shiatsu se base sur une vision holistique qui considère le corps et l'esprit comme formant un tout indivisible. Suivant cette théorie, on considère qu'un problème physique se traduira aussi par un trouble comportemental ou un état émotionnel problématique. En agissant au niveau énergétique, le shiatsu provoque des effets simultanés à tous les niveaux et permettra au patient de se sentir mieux à la fois dans son corps et dans sa tête.

QUELLE EST LA DIFFÉRENCE ENTRE LE SHIATSU ET L'ACUPUNCTURE ?

Le shiatsu et l'acupuncture sont deux techniques issues de la médecine traditionnelle chinoise. Toutes les deux se basent sur les principes énergétiques de la philosophie chinoise, notamment l'existence de l'énergie (qi) qui circule à travers des canaux appelés méridiens, où elle se concentre sur des points appelés *tsubos*. La grande différence se trouve dans la nature même des deux techniques.

L'acupuncture traite les *tsubos* au moyen d'aiguilles, en les localisant avec précision et en les associant à toute une série de facteurs (l'heure de la journée, la saison, etc.).

Dans le shiatsu, on considère que chaque partie du corps est importante. Comme le shiatsu est une technique de massage qui comprend donc aussi des étirements et des manipulations, on a la possibilité d'agir sur plusieurs points du corps simultanément.

COMMENT PUIS-JE TROUVER UN PRATICIEN DE SHIATSU ?

Le plus simple est de contacter la Fédération européenne de Shiatsu. Elle vous fournira une liste de tous les praticiens agréés de shiatsu.

COMMENT DEVENIR PRATICIEN DE SHIATSU ?

Il existe plusieurs écoles reconnues par la Fédération européenne de Shiatsu, qui organisent des cours professionnels. Un cycle de formation pour devenir praticien dure trois ans. À la fin du parcours, après avoir passé les différents examens et après avoir réalisé un certain nombre de traitements prévu par l'école, le candidat praticien doit passer un examen d'inscription à l'ESF. Pour en savoir plus, consultez la page de la fédération.

Votre avis nous intéresse !
Laissez un commentaire sur le site de votre librairie en ligne
et partagez vos coups de cœur sur les réseaux sociaux !

POUR ALLER PLUS LOIN

SOURCES BIBLIOGRAPHIQUES

- GOODMAN (Saul), *Manuel du praticien*, Paris, Guy Trédaniel, 2004.
- KUSHI (Michio), *Le livre de la macrobiotique*, Paris, Guy Trédaniel, 2009.
- KUSHI (Michio), *Le livre du diagnostic oriental*, Paris, Guy Trédaniel, 1990.
- MASUNAGA (Shizuto), *Zen shiatsu, comment équilibrer le yin et le yang pour une meilleure santé*, Paris, Guy Trédaniel, 1985.
- MASUNAGA (Shizuto), *Zen shiatsu, exercices visualisés : Travail des méridiens pour le bien-être*, Paris, Guy Trédaniel, 2005.
- NAMIKOSHI (Toru), *Le livre complet de la thérapie shiatsu*, Paris, Guy Trédaniel, 2004.

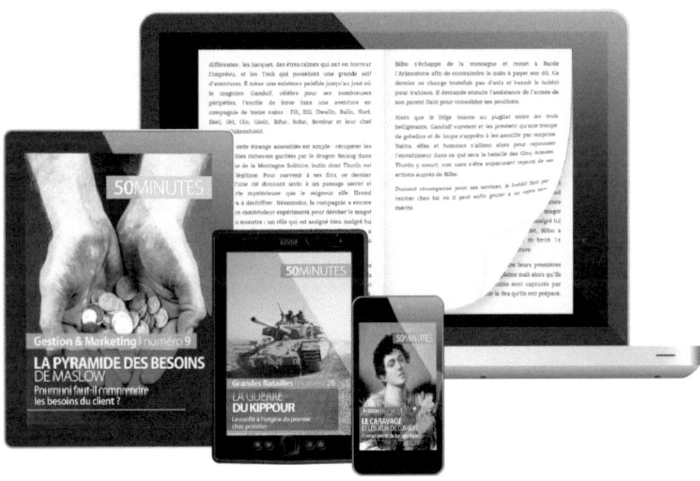

Éditeur responsable : Lemaitre Publishing
Avenue de la Couronne 382 | BE-1050 Bruxelles
info@lemaitre-editions.com

ISBN ebook : 978-2-8062-7896-8
ISBN papier : 978-2-8062-7895-1
Dépôt légal : D/2016/12603/178
Photo de couverture : © Andrey Popov – Fotolia.com.

Conception numérique : Primento,
le partenaire numérique des éditeurs.